Entrenamiento De Baño

Di "Adiós" a los pañales en 72 horas. La guía paso a paso para padres ocupados que aman a su bebé. Incluye capítulo extra con consejos para padres descuidados

Serena White

Table of Contents

Introducción 3

Capítulo 1: Al principi 7

Mito #1 10

Mito #2 11

Mito #3 12

Mito #4 12

Mito #5 13

Mito #6 14

Capítulo 2: Entrenamiento de baño en un fin de semana 42

Día 1: ¡Bienvenido al Gran Día! 42

Una nota importante sobre los accidentes 48

Una nota rápida sobre el entrenamiento nocturno para ir al baño 52

¡Adelante con el segundo día! 55

Día tres, ¡por fin! 55

Capítulo 3: Valores atípicos del entrenamiento en orinales 58

Capítulo 4: Extra: Consejos para los padres, de los padres 61

Conclusión 64

Introducción

Felicitaciones por la compra de Entrenamiento de Orinales en un Fin de Semana: *La guía paso a paso para entrenar a tu pequeño en menos de 3 días. Perfecto para niños y niñas pequeños. Capítulo extra con consejos para padres descuidados incluido* y gracias por hacerlo.

Los siguientes capítulos tratan sobre las instrucciones paso a paso para enseñar a su hijo a ir al baño en sólo tres días. Yendo más allá de lo mínimo, este libro no sólo cubre los pasos físicos que se deben dar, sino también la preparación mental que asegurará que tanto usted como su hijo estén preparados para el éxito. Este libro disipará los mitos y conceptos erróneos que rodean el proceso de entrenamiento de orinal y esbozará cómo los padres y cuidadores pueden utilizar la psicología para hacer que el proceso de entrenamiento de orinal sea más trabajo en equipo y menos fuerza bruta. Siguiendo el sistema aquí descrito, el entrenamiento en orinales será una meta compartida que tanto los padres y/o cuidadores como sus hijos querrán alcanzar juntos!

No sólo los padres y cuidadores se beneficiarán de aprender a crear un espíritu de trabajo en equipo durante el proceso, sino que los padres y cuidadores también aprenderán a manejar los valores atípicos del entrenamiento en orinales cuando éste no va como debería. Aprender a apoyar a los niños de la mejor manera posible en una variedad de situaciones es una parte importante del entrenamiento para ir al baño con éxito y de manera saludable.

Para que el lector de este libro tenga éxito, es importante comenzar con una sólida base de conocimientos de los procesos fisiológicos y psicológicos que hay detrás del entrenamiento para ir al baño, o el aprendizaje de la orinal desde la perspectiva del niño. En otras palabras, los padres y cuidadores necesitan conocer los procesos físicos y emocionales que funcionan durante este período de tiempo para poder apoyar mejor a sus hijos a través de él. Una breve nota para el lector: Prepárese para escuchar algo de "charla sobre orinales" en este libro! Es necesario y saludable poder utilizar la terminología exacta relacionada con el baño durante este proceso. En última instancia, usted elegirá qué terminología utilizará con su hijo, pero para los propósitos de este libro será importante utilizar el lenguaje relacionado con el baño, así que prepárese.

Además de los consejos de la vida real que se encuentran a lo largo de este libro, también hay un capítulo extra que incluye consejos de entrenamiento para ir al baño y trucos de los padres de la vida real para los padres que todavía están en las trincheras! Con demasiada frecuencia, los libros dirigidos a los padres y cuidadores olvidan que los padres son una parte importante de este equipo, y que la relación única que tienen con sus hijos puede ser utilizada en esfuerzos específicos como éste para el éxito final de todos. Hay muchos libros sobre este tema en el mercado, ¡gracias de nuevo por elegir este! Se ha hecho todo lo posible para asegurar que esté lleno de tanta información útil como sea posible, ¡por favor disfrútenlo!

Capítulo 1: Al principi

A medida que se preparan para comenzar el proceso de entrenamiento de orinales con su hijo, hay técnicas que pueden utilizar para prepararse tanto a ustedes mismos como a su hijo para prepararse para el éxito final durante este proceso! Una parte significativa de esta preparación será la preparación mental porque la mentalidad con la que tanto usted como su hijo entren en este esfuerzo determinará en gran medida la rapidez con la que usted tenga éxito. El proceso de prepararse mentalmente a sí mismo y a su hijo para el nuevo viaje que están emprendiendo se llama preparación, y va a jugar un papel muy importante en ayudar a que el proceso de entrenamiento para ir al baño funcione sin problemas.

Para empezar, debes prepararte para abordar el entrenamiento de orinales de una manera sana y práctica. Lamentablemente, según la Academia Americana de Pediatría, el principal órgano rector de la salud infantil en los Estados Unidos de América, la experiencia de desarrollo que más posibilidades tiene de abusar de los niños es el uso del orinal y es fácil imaginar por qué. Las frustraciones son comprensibles durante el entrenamiento en el uso de los orinales ya que la presión es alta para todos: padres, cuidadores y aprendices! Será importante que los padres y los cuidadores entiendan cómo manejar mejor sus expectativas y cualquier frustración que pueda surgir durante el proceso.Es comprensible que los padres y los cuidadores estén ansiosos durante el proceso de aprendizaje del uso del orinal, ya que en realidad sólo hay un límite para que un padre o un cuidador pueda hacer. Siempre depende en última instancia del niño si está listo para dejar los pañales o no, y esto no es probablemente una elección intencional por parte del niño tanto como es sólo el resultado de su realidad de desarrollo en ese momento.

Además de esto, los padres y cuidadores también están bajo la carga adicional del trabajo real que implica el entrenamiento en el uso del orinal. Si bien la mayoría de los padres y cuidadores están más que dispuestos a tirar los pañales a la acera para que el niño aprenda a usar el baño con mayor facilidad y libertad, la realidad es que habrá mucho más trabajo antes de que el niño haya aprendido a usar el baño. Antes de que el niño esté completamente entrenado en el baño, habrá muchos accidentes y lavandería adicional, así como el trabajo mental y físico extra de establecer temporizadores y organizar y desarrollar un plan de juego que involucre horarios de baño y esquemas para recompensas y refuerzos!

Los niños se alimentan de esta ansiedad y presión ya que a menudo reconocen la importancia de esta monumental tarea que se pone delante de ellos. Esto tiene el potencial de crear luchas de poder en torno al uso del baño, ¡y nadie quiere eso! Es comprensible que los niños se comporten y se defiendan de esta presión y ansiedad, y esto es lo que puede llevar a usos de fuerza inaceptables e incluso peligrosos por parte de los padres y cuidadores como castigos innecesarios e improductivos destinados a manipular el comportamiento de sus hijos.

Un examen cuidadoso de las expectativas que los padres y cuidadores tienen sobre las capacidades de sus hijos, así como un plan de juego sólido para completar el proceso de aprendizaje del uso del orinal, ayudará a preparar a los padres y/o cuidadores para el éxito con sus hijos. Algunas de las expectativas que los padres y cuidadores tienen en torno al proceso de aprendizaje del uso del orinal son el resultado de los mitos y conceptos erróneos en torno a la práctica que han existido durante muchos, muchos años y que vamos a tratar ahora.

Mito #1

Hay una edad mágica para el entrenamiento de orinales que si un padre y/o cuidador comienza, el niño tendrá más éxito en el proceso de entrenamiento de orinales.

Hecho

¡Cada niño se desarrolla según su propio horario! El entrenamiento para ir al baño no es una ciencia exacta, porque cada niño tendrá su propio y único horario en el que su mente y su cuerpo estarán listos para comenzar el proceso. No hay necesidad de poner presión extra en el proceso ignorando las señales que su niño le está mostrando para saber si está listo para comenzar el entrenamiento de orinal sólo porque el calendario lo dice! La mayoría de los niños van al baño entre los dos y los cuatro años de edad, con valores atípicos que empiezan antes de los dos años y los que todavía están entrenando después de los cuatro años.

Mito #2

El entrenamiento para ir al baño es algo que los padres hacen para y por sus hijos, no con sus hijos.

Hecho

¡Esto es tan malo como puede serlo! El entrenamiento para ir al baño no es algo que un padre y/o cuidador pueda hacer por su hijo, es un proceso interactivo que requiere la cooperación y el trabajo en equipo tanto del padre y/o cuidador como del niño. ¡Quieres que tu hijo sea tu compañero en esta aventura!

Mito #3

Su hijo está siendo voluntariamente desobediente si no va al baño según su horario y expectativas.

Hecho

Si bien podría ser cierto que su hijo está alejando voluntariamente el uso del orinal, esto no significa necesariamente que su hijo esté siendo desobediente. Como se discutió en la introducción, hay muchas razones por las que no se puede forzar a un niño a ir al baño antes de que esté listo. Hay procesos físicos y mentales que deben desarrollarse antes de que un niño pueda aprender la habilidad de usar el baño correctamente.

Mito #4

Si ya has entrenado a un hermano mayor en el baño con un método específico, entonces los hermanos menores también deberían ser capaces de entrenar con ese método.

Hecho

Cada niño es una persona única e individualista con sus propias necesidades y capacidades. Cada niño se desarrolla en su propio tiempo y lo que puede haber funcionado para su hermano mayor (o su primo, o vecino, o compañero de juegos) no necesariamente funciona para ellos.

Mito #5

Una vez que mi hijo se entrena en el baño, no hay vuelta atrás.

Hecho

Este es un mito muy común. Sin embargo, no es exacto. La mayoría de los niños tienen accidentes durante algún tiempo después de ir al baño. La ventana para convertirse en un profesional del baño es bastante amplia para los niños pequeños, con algunos niños que tienen accidentes hasta unos pocos años después de que oficialmente "entrenan en el baño" y tiran sus pañales. Esto es muy normal. Hay mucho que distraer a los niños pequeños y puede ser muy fácil olvidarse de sus funciones corporales cuando están aprendiendo tanto cada día sobre este deslumbrante mundo nuevo a su alrededor!

Mito #6

Si enseñamos a nuestro hijo a ir al baño durante el día, también deberíamos enseñarle a estar seco durante la noche.

Hecho

Hay escuelas de pensamiento en relación con el entrenamiento de orinales que creen que el entrenamiento de orinales debe ser una experiencia de "todo o nada", y esto incluye deshacerse de cualquier tipo de pañal o de pantalones de entrenamiento en la noche. Sin embargo, el entrenamiento de orinal por la noche es en realidad un proceso completamente diferente al proceso de entrenamiento de orinal durante el día porque la capacidad de un niño de permanecer seco durante la noche tiene menos que ver con el aprendizaje de los hábitos adecuados para ir al baño y las señales corporales y más que ver con las hormonas nocturnas relacionadas con la producción de orina y el grado de intensidad del sueño de su hijo. La mayoría de los médicos y urólogos están de acuerdo en que el control de la vejiga durante la noche no es un problema hasta que el niño tiene

alrededor de siete años. Como puede ver, hay muchos mitos y conceptos erróneos en torno a la experiencia de ir al baño que pueden hacer que los padres y/o cuidadores tengan expectativas que no pueden cumplir. A veces esto es el resultado de no reconocer lo que el aprendizaje de la bacinilla es realmente para el niño.

Para un niño que ha usado pañales desde su nacimiento, aprender a deshacerse de ellos requiere todo un mundo de complejidad que los padres y cuidadores a menudo no se toman el tiempo de considerar. Para sus pequeños cuerpos y mentes, nunca han tenido que prestar mucha atención a sus hábitos de eliminación. Siempre han hecho que sus productos de desecho salgan de sus cuerpos cuando es necesario, sin ninguna consideración o esfuerzo real de sus partes. Para comenzar el proceso de entrenamiento de orinales, los padres y cuidadores deben darse cuenta de que esencialmente están comenzando desde cero!

El niño debe aprender primero a ser consciente de su cuerpo y sus funciones. Esto requiere la conciencia de que lo que se consume tendrá que salir del cuerpo como un producto de desecho eventualmente. Para algunos niños, esto es una sorpresa. Tomarse el tiempo para ayudar a enseñarles esta conexión es un importante elemento en el proceso de entrenamiento para ir al baño. Necesitan entender que el envase de jugo que acaban de beber estará listo para salir en la próxima hora más o menos, y esto será una parte importante de la metodología en el capítulo 2 cuando se les presente los pasos del método de entrenamiento de tres días para ir al baño.

Además de ser conscientes de que lo que entra debe salir, los niños deben aprender a ser conscientes de lo que se siente * antes * de que necesiten ir al baño. Una vez más, nunca han necesitado ser conscientes de la sensación de una vejiga llena que necesita ser vaciada en su vida, sus cuerpos se han liberado cuando lo han necesitado sin ninguna ayuda o conciencia por parte del niño. Este proceso de prestar atención al cuerpo y aprender a asociar las sensaciones de su cuerpo con la necesidad de sentarse en el orinal es a menudo uno de los aspectos más agravantes del aprendizaje del uso del orinal tanto para el niño como para sus padres y/o cuidadores.

Una forma de facilitar el aprendizaje de su hijo sobre sus funciones corporales y la conciencia de cuándo necesita ir al baño es modelar esto para ellos con sus acciones. Esto incluiría anunciar a su hijo cuándo necesita usar el baño y usar un lenguaje descriptivo que ellos entiendan. Usted será quien mejor conozca a su hijo, pero esto podría sonar algo así como, "¡Oh, creo que ese vaso de agua que acabo de beber está listo para salir! Mi vejiga se siente llena, necesito orinar/urinar/cualquier terminología que elijas", y lo dirías mientras quizás metieras un dedo en la parte baja del abdomen sobre la vejiga. O tal vez podrías decir: "Me duele un poco el estómago aquí abajo, necesito hacer caca/defecar/cualquier terminología que elijas", y también lo dirías mientras te mueves hacia la parte baja del abdomen. El objetivo es ayudar a su hijo a aprender dónde están estas partes del cuerpo para que pueda empezar a asociarlas con un viaje al baño. También les está enseñando el lenguaje que necesitarán durante su experiencia de entrenamiento en el baño.

El otro elemento crucial aquí es modelar el proceso real para nuestros hijos. Los niños son criaturas visuales, ¡y les encanta hacer lo que ven a otros hacer! Para la mayoría de los niños, sus cuidadores y/o padres son sus principales modelos de comportamiento y el hecho de que se les permita ver a un padre y/o cuidador sentarse en el inodoro y pasar por el proceso ellos mismos puede darles un claro ejemplo de cómo se supone que deben hacerlo. También es importante aquí narrar el proceso para su pequeño, así: "Vale, ahora tengo que mear, así que voy al baño. Voy a bajarme los pantalones y sentarme aquí en el orinal. Bien... ¡Ahora sólo tengo que dejar salir mi orina! Ahí está, ¿lo oyes? ¡Es mi orina yendo al baño! Bien, ahora puedo coger un poco de papel higiénico, así, y limpiarme. Ahora sólo tengo que tirarlo en el orinal, subirme los pantalones y tirar de la cadena. ¿Listo para escuchar la descarga del inodoro? Aquí va y WOO! Muy bien, ahora me lavo las manos! Me gusta este jabón, es azul. Bastante guay, ¿verdad? " Noten en la narración anterior que el padre y/o el cuidador no sólo están narrando cada parte de la experiencia, sino que también están haciendo que toda la experiencia parezca divertida! Los niños también querrán ser capaces de imitar esta experiencia, especialmente aspectos como tirar de la cadena. Toda la experiencia debe ser descrita como algo que es una gran parte del crecimiento. Esta es una parte de la preparación de la experiencia para su hijo. Si la experiencia se prepara como algo divertido y atractivo, su hijo se unirá a usted en esta búsqueda en lugar de resistirse a usted.

Además de este aprendizaje físico sobre las partes del cuerpo de su hijo y su conciencia de ellas y de lo que hacen, hay un aspecto cognitivo que se requiere en el entrenamiento para ir al baño. Los niños no sólo deben ser capaces de sentir la sensación de tener la vejiga llena o una evacuación intestinal, sino que también deben ser capaces de razonar y racionalizar con ellos mismos hasta cierto punto. Los niños pequeños a menudo tienen dificultades con esta parte del proceso de aprendizaje del uso del orinal porque puede ser difícil para ellos entenderlo y participar en la gratificación retrasada o en la conciencia del tiempo. Si un niño está jugando con su juguete favorito en la sala de estar, no importará demasiado si siente la presión de una vejiga llena y entiende lo que eso significa si no tiene todavía las habilidades cognitivas para entender que puede dejar el juguete para ir al baño y luego volver por el juguete de nuevo. Para los niños pequeños, viven el momento, cada momento. Esta conciencia cognitiva es uno de los aspectos más cruciales del entrenamiento para ir al baño y una de las razones por las que muchos de los "consejos y trucos para ir al baño" dirigidos a los niños pequeños no funcionan. Un niño muy pequeño simplemente no tendrá esta conciencia cognitiva lo suficientemente baja como para ser capaz de tomar esta decisión, y esto puede conducir a serios problemas de vejiga y corporales cuando se le entrena para contener sus residuos de todos modos.

Por ello, los grupos de pediatras y urólogos advierten contra la aplicación de cualquier protocolo de entrenamiento en el uso del baño antes de que el niño muestre al menos los siguientes signos de preparación: puede comunicar su necesidad de usar el baño ya sea de forma verbal o no verbal, puede llegar físicamente al baño de forma segura y eficiente ya sea caminando o gateando, puede vestirse y desvestirse para usar el baño, y puede sentarse de forma segura en el asiento del baño sin ayuda. Hacer cumplir un programa de entrenamiento en el uso del baño antes de que el niño esté listo puede resultar en infecciones del tracto urinario, daño renal, estreñimiento y toda una vida de malos hábitos de uso del baño.

Los padres y cuidadores pueden evaluar si su hijo está preparado cognitivamente para comenzar el proceso de aprendizaje del uso del orinal midiendo cuánto interés y conciencia de sí mismo tiene el niño sobre todo lo relacionado con el uso del orinal. Hágase las siguientes preguntas para ver si su pequeño está preparado cognitivamente para el entrenamiento de orinal.

- ¿Expresa su hijo interés en el baño siguiendo a los miembros de la familia en el baño o comentando sobre "ir al baño" cuando se menciona?

- ¿Expresa su hijo interés en "ser un niño grande" y quiere hacer lo que hacen los hermanos mayores y los niños mayores?

- ¿Su hijo se expresa cuando su pañal está sucio tirando del pañal mojado/sucio, intentando quitárselo o incluso quitándoselo él mismo, y/o anunciando que necesita un cambio de pañal?

Si respondió afirmativamente a las tres preguntas, es muy probable que su hijo esté preparado cognitivamente para comenzar el proceso de aprendizaje del uso del baño. Hágase las siguientes preguntas para ver si su pequeño está físicamente preparado para el entrenamiento de orinal.

- ¿Es su hijo capaz de expresar verbal y no verbalmente sus necesidades físicas, por ejemplo, pidiendo algo de beber cuando tiene sed o declarando que tiene frío y necesita un suéter?
- ¿Es su hijo capaz de ir físicamente, sin ayuda, al baño
- y volver arrastrándose o caminando?
- ¿Es su hijo capaz de vestirse y desvestirse por sí mismo con la suficiente eficiencia como para hacerlo en el baño sin ayuda?
- ¿Es su hijo capaz de sentarse sin ayuda en un inodoro o en un sillón con orinal?

Si respondió afirmativamente a todas estas preguntas, entonces es muy probable que su hijo esté físicamente preparado para comenzar el proceso de entrenamiento para ir al baño.

Una vez que su hijo demuestre los signos cognitivos y físicos de la preparación para el entrenamiento de orinal, entonces podrá pasar con seguridad al sistema de entrenamiento de orinal de tres días! Pero primero, unas pocas palabras sobre la preparación mental para avanzar.

Usted y su hijo tendrán que ser un equipo en este esfuerzo. No sólo es necesario porque una persona no puede obligar a otra a usar el baño (ino de forma segura y respetuosa, de todos modos!) sino que también es una cuestión de simple psicología.

Los niños pequeños quieren complacer a sus padres y cuidadores, ¡aunque no siempre lo parezca! Esta percepción ocurre porque, durante gran parte de esos primeros años de la infancia, los niños tienen poca o ninguna autonomía corporal o control sobre dónde van o qué hacen. Esto les deja muy pocas oportunidades para afirmar su independencia y capacidades de una manera sana y constructiva. Esto se traduce entonces en lo que los adultos suelen considerar como exigencias y berrinches "mezquinos", como los que pueden ocurrir sobre el color de la copa de la que el niño quiere beber o si el niño quiere ponerse los zapatos o no.

Retrocede un momento y trata de verlo desde la perspectiva de esta pequeña persona por un momento: Si no tuvieras control sobre la hora en que te levantas por la mañana, sobre lo que tienes disponible para comer, sobre las capacidades para realizar la mayoría de las tareas que se llevan a cabo a tu alrededor (cocinar, conducir, hablar por teléfono, etc.) y poca o ninguna elección sobre cómo pasas tus días, ¿no sentirías también en ocasiones la necesidad de hacer una elección propia, en tus propios términos, sin importar lo trivial que pueda parecer a los demás? Esta es la perspectiva del niño pequeño, y cuanto más puedan explorar y entender esto los padres y cuidadores, mejor podrán trabajar con la psicología de su hijo para que todos puedan experimentar una victoria.

Aquí es donde la psicología detrás de la formación de equipos entra en juego. Los padres y cuidadores no necesitan que el proceso de entrenamiento de orinales sea más difícil de lo que ya será y deben tomar toda la ayuda que puedan conseguir! Esto incluye la ayuda de su hijo pequeño, y comienza con la forma en que se le acerca al niño el proceso de entrenamiento de orinales.

Nunca se debe hacer sentir al niño como si el entrenamiento para ir al baño fuera un evento que se aproxima y del que se le obligará a formar parte, sino que debe sentir que está tomando la decisión de comenzar a entrenar para ir al baño. Esto es bastante fácil de hacer para la mayoría de los niños de entre dos y cuatro años porque este rango de edad está típicamente en la mentalidad de "quiero hacerlo todo yo solo" ya que están buscando desarrollar más la autonomía e independencia, que ven que es ejercida por personas mayores a su alrededor.

Una nota para los padres y cuidadores sobre cómo se hablan entre ellos sobre el proceso de aprendizaje del uso del baño: Observe cómo está redactando sus conversaciones al alcance de su pequeño hijo. Tenga en cuenta que los niños casi siempre están escuchando, incluso cuando parecen estar ocupados jugando.

Comentarios que pueden parecer poco importantes pueden jugar con perspectivas negativas sobre el proceso de ir al baño cuando son escuchados por oídos jóvenes que no entienden del todo lo que significa. Un ejemplo de esto podría sonar algo así como, "Planeamos <voz caída conspiratoria> entrenamiento de orinal *este* fin de semana," o "Sólo espero que no sea nada como <insertar el nombre del compañero de juego del niño aquí> porque su mamá me dijo que era absolutamente miserable! Pasaron meses luchando contra ello. " Esto es aún más importante para aquellos comentarios que se hacen entre padres y cuidadores en los que hay un visible lenguaje corporal negativo como sacudir la cabeza, girar los ojos o susurrar detrás de las manos. Los niños son más conscientes de estas señales sociales de lo que los padres y cuidadores suelen suponer, y esta no es una buena manera de preparar la experiencia de ir al baño para su hijo.

Con el fin de establecer la experiencia del entrenamiento en el uso del orinal como un objetivo y esfuerzo compartido, busque ejemplos de modelos significativos que su hijo pueda utilizar para el entrenamiento en el uso del orinal. ¿Hay algún hermano mayor al que admiren? ¿Hay tal vez un vecino mayor que esté cerca de la familia? ¿O tal vez un personaje de dibujos animados favorito?

Recuerde, usted quiere que su hijo *quiera ir al baño*, de lo contrario, será usted quien trate de *forzar* a su hijo a completar este proceso de desarrollo, y esto rara vez funciona. Piensa en otros saltos de desarrollo que los niños dan, como gatear, caminar e incluso hablar. ¿Alguno de los padres y/o cuidadores ha logrado alguna vez obligar a un bebé a gatear? ¿Existe alguna forma física de obligar a un bebé a caminar cuando simplemente no tiene la fuerza de las piernas y el centro y la coordinación entre las partes de su cuerpo? ¿Qué tal si se obliga a un bebé a caminar que simplemente no tiene ningún interés en ello todavía porque todavía prefiere gatear? No, por supuesto que no. Así como animamos a nuestros niños a aprender a hablar modelando para ellos y comprometiéndonos con ellos verbalmente de una manera divertida, podemos hacer lo mismo con el proceso de desarrollo del entrenamiento para ir al baño.

Teniendo esto en cuenta, consiga la ayuda de los modelos significativos que sabe que su hijo admirará y querrá emular. Si se trata de un hermano mayor, pídale que participe en el modelado del comportamiento en el baño modelando físicamente el proceso y narrando de forma divertida y optimista. El hermano mayor puede incluso decir cosas como, "¡algún día serás capaz de hacer el baño como yo! ¿No es genial?" Si el modelo significativo de su hijo es un vecino, puede pedirle que lo anuncie antes de que tenga que ir corriendo al baño, diciendo con una voz emocionada: "Tengo que ir al baño ahora, ¡volveré para seguir jugando contigo en un momento!" Esto modelaría tanto el proceso de tomar la decisión de ir al baño como la idea de que puedes tomarte un descanso rápido de jugar para ir al baño y volver a él.

Si el modelo significativo de su hijo es un querido personaje de dibujos animados, entonces use eso! Hay una variedad de formas en las que puedes hacer que esto suceda. Hay muchos juguetes de personajes de dibujos animados que demuestran el proceso de ir al baño e incluso cantan canciones bonitas sobre ir al baño, y están disponibles en las principales tiendas; una rápida búsqueda en Google revelará lo que está disponible en ese departamento.

También hay varios episodios de dibujos animados dedicados a enseñar a los niños cómo ir al baño, y estos están disponibles en muchos servicios de streaming diferentes como Netflix, Hulu, Amazon Prime, y PBS Kids, por nombrar algunos. También están disponibles en gran medida a través de una rápida búsqueda en Google, así que aprovecha eso!

Un programa para niños que es reconocido por su exitosa inducción de los niños en la experiencia de entrenamiento de orinales es "Daniel Tiger's Neighborhood" de PBS Kids y su episodio, "Daniel Goes to the Potty". "Este episodio muestra al querido personaje principal, Daniel Tiger, aprendiendo a ir al baño. La canción que Daniel canta cada vez que siente la necesidad de ir al baño es increíblemente pegajosa y memorable y ha sido utilizada con éxito por muchos padres y cuidadores para recordar a un niño que tiene que ir a sentarse en el orinal!

Si son una familia sin pantalla y no tienen interés en utilizar los medios de comunicación para ayudar durante el proceso de entrenamiento de orinales, entonces siéntanse libres de ser creativos e inventar su propia canción de entrenamiento de orinales para que su pequeño cante! Cuanto más pegajoso, mejor. Haga algo divertido y alegre que su hijo y usted disfruten cantando cada vez que necesiten ir a sentarse en el orinal. Esto es parte de mantener la experiencia divertida y alegre. Es increíble lo que nuestros niños harán en busca de diversión alegre con sus padres y cuidadores!

Para preparar mejor la experiencia de ir al baño para su hijo, puede determinar la mejor manera de preparar el baño para su hijo. Muchos padres y cuidadores optan por utilizar un sillón para orinar independiente, que es el pequeño orinal de tamaño infantil que se puede comprar en cualquier tienda minorista/grande o en línea. Una ventaja de esto es la característica de seguridad de que es de su tamaño perfecto y está situado firmemente en el suelo. También hay un sentimiento de orgullo de propiedad que muchos niños sienten cuando tienen su propio orinal pequeño, sólo para que lo usen. Algunos padres incluso llevan a sus hijos a la tienda para elegir su propio orinal o les dan pegatinas para decorar el orinal y hacerlo suyo.

Otra opción es comprar uno de los modificadores de asiento que también están disponibles a través de cualquier minorista importante y de una gran tienda de cajas o en línea, que se adhiere al asiento del inodoro normal o se puede colocar fácilmente encima, lo que hace que el asiento del inodoro sea de un tamaño más adecuado para los niños. Esto tiene algunas ventajas, por ejemplo, si el espacio del baño es limitado y simplemente no hay espacio para otro sillón con orinal en la misma habitación. Algunos niños incluso prefieren esta opción al orinal independiente de tamaño infantil porque se sienten más como un "niño grande" con esta opción, y esto parece ser el caso más a menudo cuando hay un hermano mayor como modelo significativo del niño.

Otra opción similar al modificador de asiento es simplemente añadir un taburete de seguridad para el niño, para que pueda levantarse más fácilmente en el baño habitual. A menudo, esta opción se puede encontrar incluso con un pasamanos para que tengan algo para mantener el equilibrio mientras se suben y se bajan. Una ventaja de esta opción en particular es que satisface el mismo deseo del niño de sentirse como un "niño grande" al usar el orinal normal, y también le enseña las habilidades necesarias para navegar por los inodoros de tamaño normal que encontrará fuera de la casa. Esto puede ser muy útil para algunos niños que pueden sentirse incómodos al pasar de las opciones de tamaño infantil de la casa a los inodoros de tamaño regular que encontrarán al usar el baño fuera de la casa.

Sea cual sea la opción de orinal que elija, asegúrese de adaptarla a su hijo y a sus necesidades. Si sabe que hacerlo "como lo hacen los niños grandes" va a ser un gran motivador, entonces tal vez sea mejor optar por las opciones que modifican el tamaño estándar del inodoro. Si sabe que a su hijo no le gusta sentarse en sillas de tamaño completo, así como en sillas de tamaño infantil, entonces quizás el orinal de tamaño infantil sea lo mejor. Si sabe que a su hijo siempre le entusiasma sentarse en sillas de tamaño normal para ser "como un niño grande", entonces el uso del inodoro normal con un complemento de seguridad podría ser el incentivo adecuado para ellos.

Su viaje de compras también debe incluir algunas opciones de bebidas favoritas para su hijo. Esto es importante porque necesitará que su hijo beba mucho líquido durante el fin de semana de tres días de entrenamiento para ir al baño. Esto es para asegurarse de que su hijo experimente una vejiga llena y las sensaciones que la acompañan mientras le enseña a su hijo a asociar esa sensación con la necesidad de ir al baño. Los padres suelen optar tanto por las bebidas habituales como por las bebidas "especiales" que el niño rara vez toma, por lo que no habrá duda de si el niño estará interesado en tomarlas. Usted es quien mejor conoce a su hijo, pero los zumos de frutas, limonadas o cualquier tipo de bebida dulce suelen ser siempre un éxito para cualquier niño pequeño.

Lo siguiente que hay que reunir en preparación para su proceso de entrenamiento de tres días en el baño es la ropa interior con la que su hijo reemplazará sus pañales. Muchos niños se divierten mucho eligiendo su ropa interior de "niño grande", así que llévelos de compras con usted. Esto también juega con el orgullo de la psicología de la propiedad, en la que quiere que su hijo sienta que tiene algún control aquí también. Diviértanse mucho con esto, hablen en la tienda y hagan que sea emocionante y divertido escoger ropa interior con sus personajes, colores y diseños favoritos. Recuerde, ¡todo esto es parte de la preparación de la experiencia de su hijo!

Un consejo profesional de un padre que ha estado allí, hizo eso: Sin embargo, muchos pares con los que crees que debes empezar, duplícalos. Por lo menos, ¡duplícalo! Es muy probable que los necesites, y luego algunos, durante tu fin de semana de entrenamiento de orinales, así que prepárate bien aquí.

Otro viaje de compras importante que debe tener lugar antes del proceso de entrenamiento de tres días para ir al baño es el viaje en el que se consiguen las golosinas y las recompensas que se utilizarán para que su hijo asocie el uso del baño con la celebración y la recompensa. Los padres y los cuidadores conocerán mejor a sus hijos, pero haga lo que haga, ¡difunda los suministros de golosinas y recompensas!

Algunas de las ideas más comunes para los premios y recompensas que se utilizan a menudo durante el proceso de entrenamiento para ir al baño son los pequeños caramelos como los bolos, los sabelotodos o los M&M, que permiten repartir dulces y emocionantes golosinas de a dos. Las pegatinas con los personajes favoritos de los dibujos animados y los libros de cuentos, así como los pequeños libros de rompecabezas y libros de ejercicios con los que su hijo puede interactuar, ¡siempre son un gran éxito! A algunos padres y cuidadores les gusta crear una especie de caja del tesoro para la experiencia de ir al baño que el niño elige después de haber tenido un viaje exitoso al baño, y que a menudo está llena de una variedad de golosinas y pequeños juguetes con premio. Las tiendas de dólares a menudo proporcionan un gran valor para esta avenida, ya que se pueden comprar muchos pequeños y emocionantes "tesoros" para el niño que no se romperá la banca! Cualquier cosa que sea nueva y diferente es típicamente suficiente para incentivar a un niño a querer participar en el proceso de entrenamiento de orinales para que puedan ganar sus recompensas!

Algunos padres y cuidadores deciden compartir la caja del tesoro con el niño el día antes de que comience el proceso de aprendizaje del orinal dejando que el niño eche un vistazo y sepa que mañana tendrá la oportunidad de revisarla y elegir los artículos por sí mismo cuando use el orinal para niños grandes. ¡Esto les da un elemento de emoción para asociarse con el gran día!

Antes de que el niño se vaya a la cama la noche anterior al fin de semana de entrenamiento para ir al baño, puedes hacerles saber que mañana tirarás el pañal que llevan puesto y ellos podrán usar su ropa interior de niño grande y probar el orinal de niño grande! Hazles saber que podrán elegir premios de la caja del tesoro cada vez que orinen o hagan caca en su orinal y que estarás ahí con ellos para celebrarlo. Asegúrate de que escuchen que estás emocionado por el día siguiente y que estás seguro de que tendrán un gran día. Deje que su hijo se duerma imaginando las cosas emocionantes que le esperan al día siguiente.

A fin de utilizar con éxito la metodología del entrenamiento en orinales en un fin de semana, es importante que se dedique un fin de semana largo de tres días exclusivamente al proceso de entrenamiento en orinales. Esto significa que es necesario que haya tres días dedicados al proceso de entrenamiento de orinales. Nada de viajes al parque, nada de correr al supermercado, nada de invitados en la casa para distraer al padre y/o cuidador, y si puedes hacerlo, los hermanos pueden estar 100% de acuerdo en ayudar a ser parte de este proceso o pasar el fin de semana largo en la casa de un amigo. Lo único que usted y su hijo deben hacer durante este fin de semana de tres días será compartir esta experiencia de entrenamiento para ir al baño.

Los padres y cuidadores que han estado y han hecho eso durante este proceso recomiendan asegurarse de que usted tiene la ropa y otras tareas domésticas al día, incluyendo la planificación de la comida y la preparación para que su mente pueda permanecer exclusivamente enfocada en la tarea en cuestión. Habrá accidentes... ¡asegúrese de que no es usted la causa de ellos porque se distrajo haciendo alguna tarea doméstica!

El método de entrenamiento en orinales en un fin de semana ha ido ganando popularidad a lo largo del último decenio, en particular en los países occidentales, con diversos grados de diferencia en cada guía. La guía que se proporciona en este libro está estructurada de tal manera que usted puede aprender acerca de las muchas variaciones de esta metodología y elegir adoptar lo que crea que funcionará mejor para usted y su pequeño. Así como cada niño es un individuo único, también lo es la configuración del hogar y el patrón de cada hogar individual. Vea la guía aquí como una especie de buffet: elija lo que le guste y deje el resto.

Sus resultados variarán porque cada niño es un individuo, pero el método de entrenamiento de orinales en un fin de semana, cuando se aborda de una manera enfocada y consciente por parte del padre y/o cuidador, está garantizado para proporcionar una base sólida para la destreza de su hijo en el entrenamiento de orinales. Su objetivo no debe ser un orinal 100% libre de accidentes, usando un niño al final de este fin de semana, sino un niño que está en camino de convertirse en uno.

Ahora que ha hecho el trabajo de preparación para prepararse a sí mismo y a su hijo para tener la mejor mentalidad en este proceso, está listo para empezar a profundizar en la guía paso a paso del entrenamiento de orinales en un fin de semana.

Capítulo 2: Entrenamiento de baño en un fin de semana

Día 1: ¡Bienvenido al Gran Día!

Despierta y prepárate inmediatamente con recordatorios de temporizador antes de que despiertes a tu hijo para el día. La mayoría de la gente elige usar su teléfono inteligente para esto, pero si no tiene un teléfono inteligente, entonces cualquier reloj o cualquier otro dispositivo electrónico que tenga un temporizador y una alarma será suficiente. Lo mejor es que sea un temporizador portátil y que pueda moverse con usted mientras se desplaza por la casa, pero si utiliza una alarma estacionaria como un microondas o una estufa, entonces sólo tenga en cuenta mantener el volumen bajo en otros aparatos electrónicos y el ruido exterior durante todo el día para que pueda oír la alarma.

La alarma le indicará cada vez que tenga que llevar a su hijo a sentarse en el orinal. Esto debe ser abordado como algo emocionante y divertido para el primer día. Cada vez que la alarma suene, reaccione como si estuviera encantado de oírla. Su hijo se dará cuenta de esto y se alegrará de escucharlo también.

La primera alarma tiene que estar programada exactamente 15 minutos después de que su hijo se haya preparado para el día, así que prepárela cuando entre para sacarlo de la cama. Basándose en lo que comenzó el día anterior, saque a su hijo de la cama de una manera divertida y juguetona, recordándole el día tan emocionante que ustedes dos han planeado.

Mantenga su lenguaje aquí simple y directo para no confundir demasiado a su hijo sobre lo que contendrá el día. Un ejemplo de guión podría sonar algo así: "Hoy puedes empezar a usar el orinal para niños grandes como <inserta un modelo significativo aquí>! Puedes usar ropa interior de niño grande y cuando vayas al orinal de niño grande hoy, ¡podrás elegir un premio de la caja del tesoro! ¡Quitémonos este pañal empapado y escojamos ropa interior de niño grande! "

Muchos padres hacen una gran producción tirando este "último pañal mojado" a la basura con su hijo y algunos incluso hacen que el niño lo tire y diga algo como "¡adiós a los pañales! ¡Ya soy un niño grande! "

Deje que su hijo escoja su propia ropa interior para usar y asegúrese de comentar lo divertido que es tener ropa interior con su personaje, patrón o estampado favorito. Puede comentar sobre la suavidad del material o los colores que se encuentran en ella. En algún momento al ponerse la ropa interior, recuerde a su hijo que la ropa interior no es un pañal y que no está hecha para orinar o hacer caca. Asegúrese de incluir algo del tipo "¿te sientes como un niño grande con la ropa interior de niño grande?

En cuanto al tipo de ropa que su hijo debe usar durante este fin de semana intensivo de entrenamiento en el orinal, el único requisito real es que debe ser algo que su hijo pueda quitarse fácilmente para sentarse en el orinal. Muchos padres optan por utilizar una combinación de ropa interior y camiseta, pero cualquier cosa que se deslice hacia abajo y luego hacia atrás con facilidad funcionará. No quiere nada complicado que requiera abrocharse, cerrarse la cremallera o incluso el velcro porque no quiere que haya ningún paso adicional que su hijo tenga que dar para sentarse en el orinal. Quiere que su hijo se mueva con la mayor independencia posible alrededor del orinal. Quiere ayudar a fomentar cualquier asociación entre sentirse capaz y en control y uso del orinal que pueda.

Una vez que hayas metido a tu hijo en su ropa interior de niño grande, es hora de empezar el proceso de entrenamiento de orinales en serio! Al entrar en el modo de desayuno, permita que su hijo le ayude a elegir lo que le gustaría para el desayuno y anuncie que puede tomar una bebida especial ya que por la mañana, comienza su proceso de entrenamiento para ir al baño. Déles una de sus bebidas favoritas que haya elegido de la tienda y anímelos a que beban. Hágales saber que van a llenar su vientre con su bebida especial y luego podrán ir a sentarse en el orinal para niños grandes. Una vez que su hijo empiece a beber, ponga la alarma durante 15 minutos. Esta será la primera vez que ponga a su hijo en el orinal, y con suerte, la bebida azucarada habrá hecho el truco. Hágale saber a su hijo que cuando suene la alarma,

podrá entrar y sentarse en el orinal para niños grandes. Una vez que la primera alarma de quince minutos suene, será el momento de poner en marcha el evento. Reacciona a la alarma como si fuera la cosa más emocionante que hayas escuchado. Lleve a su hijo al baño (o dependiendo de su nivel de excitación, ¡pueden llevarle a usted!) y nuéstrele el proceso a medida que avanza. "¡De acuerdo! Aquí vamos, al baño de tu niño grande. ¡Estoy tan emocionada por ti! Esto es genial. Aquí estamos, al baño. Bien, ¿puedes bajar tu ropa interior de niño grande, *tú solo*? ¡Impresionante! Bien, ahora puedes subir a sentarte en tu orinal. ¡De acuerdo! Ahora vamos a revisar, a ver si hay algún pipí ahí que puedas poner en el orinal! <Muestra a tu hijo cómo empujar suavemente y hacer presión en su bajo abdomen, por encima de su vejiga>

¿Sientes algún pipí ahí? ¡¡Veamos si puedes ponerlo en el orinal!! "

El ciclo de beber una bebida y luego dirigirse al baño se repetirá a lo largo de este primer día, pero uno de los aspectos más importantes de este ritual estará en la narración que se proporcione durante este proceso. Usted quiere continuar proporcionando al niño las claves físicas de dónde va a sentir la presión de su vejiga, por lo que hará la asociación entre las sensaciones de una vejiga llena e ir a sentarse en el baño.

Para este primer día, reaccionarán con una celebración durante cada visita al orinal. Quieres que tu hijo experimente un refuerzo positivo de la asociación de que ir al baño es igual a diversión y felicidad. No es necesario que su hijo use el sillón para ir al baño, ¡hoy está celebrando el hecho de haber hecho el viaje! Celebrarán cada vez que se sienten.

Permita a su hijo dos o tres minutos para sentarse cada vez. Durante este tiempo, quédese con ellos. Puede leer un libro sobre el uso de la bacinilla, escuchar o cantar una canción sobre el uso de la bacinilla, o ver uno de los episodios sobre el entrenamiento en el uso de la bacinilla disponibles en varios medios de comunicación. Una vez más, usted está trabajando para entrenar a su hijo a asociar las sensaciones de una vejiga llena y la presión en su abdomen con la experiencia de sentarse en el orinal. Recuerden que están construyendo estas conexiones desde el principio porque nunca han tenido que construirlas antes! Tienen que pasar de la eliminación inconsciente y pasiva al reconocimiento y la toma de decisiones consciente y consciente.

De nuevo, este primer día su hijo podrá elegir una nueva golosina de la caja del tesoro cada vez que se siente en el orinal, sin importar si va al baño en el inodoro o no. Este primer día es sólo para crear asociaciones positivas y enseñar tanto los hábitos de ir al baño como la forma de ser consciente de sus sensaciones corporales.

Una nota importante sobre los accidentes

Los accidentes ocurrirán en el transcurso de este fin de

semana, especialmente en el primer día. ¡No se desanime! Traten cada accidente como un incidente neutral y mantengan sus emociones a nivel. No reaccione como si fuera una decepción o un fracaso de cualquier tipo. Un ejemplo de guión para este escenario podría ser, "Ooops, parece que no llegaste al orinal del niño grande. Vamos a llevar esta ropa interior mojada/sucia por aquí y a limpiarla. ¡La próxima vez, intentaremos llegar al orinal a tiempo! "

Mantén tu narración sobre los accidentes de orinales neutral y de hecho. Esto va a ser una parte normal y natural del proceso y su hijo aprenderá que cuando va al baño en su ropa interior de niño grande, es una sensación diferente que cuando fue al baño en su pañal absorbente.

Su hijo está haciendo muchas conexiones nuevas este fin de semana, una conexión que NO necesita hacer es una de vergüenza, decepción y disgusto que rodea el proceso de aprendizaje del baño. Mantengan sus reacciones neutrales y de hecho y ellos adoptarán esa misma reacción.

Para minimizar su propio estrés y ansiedad por los accidentes y el posible desorden que se puede producir en los muebles, algunos padres optan por mantener todas las actividades del día en el suelo con una toalla debajo del espacio de juego. Algunos padres incluso invierten en algunas de las almohadillas para cachorros que están disponibles para los perros durante el entrenamiento de la jaula! Estos pueden ser colocados en los muebles con toallas de baño regulares por encima de ellos, tanto para la protección adicional de sus muebles contra accidentes como para la comodidad adicional de su hijo! Asegúrese de hacer lo mismo para el lugar del niño en la mesa del comedor, también. La hora de la comida puede ser a veces un momento extra difícil para los nuevos aprendices de orinal para navegar prestando atención a sus sensaciones y señales corporales mientras disfrutan de sus comidas!

El primer día se procederá con los intervalos de quince minutos para sentarse en el inodoro, manteniéndolo como una experiencia que el niño quiere tener con la lectura, el canto o la observación de los medios de comunicación cada vez que se sienta en el inodoro. Se han creado muchas melodías pegadizas alrededor del uso del baño y son útiles porque a los niños les encantan las frases pegadizas, que riman y cantan para empezar, y la entrega de información útil sobre el baño es una forma de reforzar la experiencia de ir al baño para ellos. Si no quieres usar uno que ya ha sido creado, ¡compón uno para tu familia que sabes que a tu hijo le gustará!

Durante el transcurso de este primer día, cada vez que su

hijo orine o haga caca en el inodoro, ¡asegúrese de hacer un gran alboroto por esto! Quiere que su hijo se sienta orgulloso y realizado y que siempre refuerce esa experiencia de eliminación en el baño con celebración y reconocimiento.

Al acostarse esa noche, asegúrate de decirle a tu pequeño lo orgulloso que estás de él, aunque no haya orinado ni hecho caca en el orinal ni una sola vez. Explíquele que como estará dormido y no sabrá cuándo necesita ir al baño, le pondrá unos pantalones de entrenamiento especiales (NO sus pañales normales, sino algo absorbente como un pull up) pero que comenzará su increíble trabajo en el baño de nuevo por la mañana. Este entrenamiento requiere mucho de los niños, así que prepárese para que su hijo duerma como un tronco.

Una nota rápida sobre el entrenamiento nocturno para ir al baño

Después de un largo día de visitar el baño cada quince minutos, usted y su hijo estarán exhaustos. Puede ser tentador introducir el entrenamiento nocturno al mismo tiempo, pero tenga en cuenta que esto no es realmente algo que se pueda entrenar, sino más bien algo en lo que el niño crece y se desarrolla. Si su hijo se despierta a menudo de sus siestas y su sueño nocturno se estira en seco, ¡entonces el entrenamiento nocturno y las pruebas con ropa interior tienen una gran oportunidad de éxito! Sin embargo, es muy raro que un niño esté seco durante las siestas y los estiramientos nocturnos de sueño pero que no pueda controlar su vejiga durante el día. Típicamente, la conciencia de la vejiga y el entrenamiento para ir al baño vienen antes de la sequedad nocturna.

A la edad de seis años, aproximadamente el 85% de los niños podrán mantenerse secos, pero los niños pueden seguir teniendo accidentes nocturnos en ocasiones hasta la edad de 12 años sin que esto se considere un motivo de preocupación. Los padres y los cuidadores son los que mejor conocen a sus hijos y podrán determinar si el entrenamiento nocturno para ir al baño debe comenzar al mismo tiempo.

Si elige esta ruta, esencialmente continuará el entrenamiento a intervalos como lo hace durante el día, sólo que con mayores duraciones entremedio. En lugar de cada quince minutos, pondrás la alarma cada tres horas y recogerás a tu hijo (¡porque estará medio dormido!) y lo llevarás para que se siente en el baño. Algunos padres utilizan señales de audio para ayudar a sus hijos a usar el baño en medio de la noche abriendo un grifo cercano. Una vez que el niño ha ido al baño, devuélvalo a su cama.

Para disminuir parte del tiempo dedicado a los accidentes nocturnos, será importante utilizar un protector de colchón impermeable debajo de las sábanas normales. Algunos padres incluso optan por hacer capas adicionales de protectores de colchón impermeable y sábanas para que cuando ocurra un accidente, las capas húmedas de las sábanas se puedan quitar fácilmente y haya una capa seca ya en la cama de abajo. Esto puede disminuir las interrupciones del sueño nocturno durante el proceso de entrenamiento, pero tenga en cuenta que la mayoría de los entrenamientos nocturnos para ir al baño estarán llenos de accidentes si el niño no está ya mayormente seco durante la noche. Una vez más, esto no es realmente una oportunidad de entrenamiento porque el control nocturno de la vejiga tiene más que ver con los niveles de producción de hormonas y estos se producen en diferentes horarios y no tienen nada que ver con el entrenamiento.

¡Adelante con el segundo día!

El día dos es muy parecido al día uno, con una diferencia importante. Le explicará a su hijo que hoy sólo podrá elegir un regalo de la caja del tesoro si realmente hace pis o caca en el orinal. NO mencione los accidentes y tenga mucho cuidado en cómo enmarca esta información. No quiere que su hijo sienta que está siendo castigado por tener accidentes, quiere que el énfasis esté en la recompensa por llegar al baño! ¡Mantengan el espíritu en alto y no se desanimen! ¡Este proceso de tres días de entrenamiento de orinales es un *proceso,* no un evento!

Día tres, ¡por fin!

El tercer día es el día en el que a menudo se pueden ver

grandes cambios. Explíquele a su hijo que hoy se concentrará en prestar atención a su cuerpo y en controlarlo. Ajustará el temporizador a incrementos de media hora, y en lugar de ir inmediatamente al baño a sentarse, fomentará el "check-in. "

"¡Paremos y veamos si necesitamos ir al baño!" <sigue el suave pinchazo de la parte baja del abdomen> ¿Hay pis o caca ahí dentro que necesite salir? ¿Deberíamos ir a intentarlo? " Si ha pasado más de una hora y su hijo sigue diciendo que no necesita ir al baño y se ha quedado seco, anime a que beba más líquidos. Hoy es el día para dejar que su hijo descubra lo que significan estas sensaciones corporales.

Lo más probable es que su hijo empiece a conectar realmente los puntos entre lo que significan los sentimientos en su cuerpo y lo que necesita hacer al respecto. El tercer día es el día para que ellos realmente practiquen hacerse cargo de esto. Usted todavía estará revisando cada media hora - y los líquidos de fomento - pero es necesario dejar que trabajen algo de la causa y el efecto aquí, también.

Incluso si su hijo llega al baño al 100% en el día 3, esto no significa que no habrá accidentes en el futuro. Los niños pequeños se distraen con facilidad y aún así requerirán de algún indicio y recordatorio a los adultos en su vida. ¡Esto es normal!

Sigue leyendo para el siguiente capítulo si descubres que

tienes un Outlier de entrenamiento de orinales!

Capítulo 3: Valores atípicos del entrenamiento en orinales

Algunos niños se entrenan en el baño antes que sus compañeros y otros lo hacen más tarde. ¡Esto es sólo una parte normal de este proceso de desarrollo! Si tienes un niño que ha aprendido a ir al baño antes de los dos años, entonces puede que tengas que ir al baño en el futuro.

La regresión del entrenamiento para ir al baño es cuando un niño que ha sido entrenado para ir al baño durante un período de tiempo significativo comienza a tener accidentes de manera constante. Si éste es el caso, es necesario analizar las posibles razones, por ejemplo, si se produce un evento emocional o traumático que deba ser tratado (los accidentes en el baño suelen estar presentes en los momentos de abuso) o si se necesita un apoyo adicional día a día. Consulte con su profesional médico para descartar razones médicas como una infección del tracto urinario o el estreñimiento.

En el caso de los niños mayores de cuatro años que todavía no están interesados en el orinal o que no han tenido éxito después de un largo período de esfuerzos constantes de entrenamiento en el orinal, entonces este es también un escenario en el que podría querer consultar con un profesional médico para ver si hay algún problema de salud en juego que esté causando el retraso.

Hay niños que se entrenan para ir al baño temprano y

otros que lo hacen mucho más tarde, pero los valores atípicos existen en ambos extremos y no suelen ser motivo de preocupación. Los niños que no tienen éxito con los programas de entrenamiento de orinales entre las edades de dos y cuatro años pueden entrenarse espontáneamente, aparentemente de la noche a la mañana, cuando deciden que están listos. Una vez más, es muy poco lo que los niños pueden controlar en sus vidas y el proceso de ir al baño puede ser una de esas cosas que los niños hacen por razones que los adultos no pueden entender. Esto no significa que su hijo esté siendo manipulador o tratando de ser difícil; significa que están tratando de satisfacer sus propias necesidades de la mejor manera que saben y el apoyo durante este tiempo significa más apoyo emocional que la fuerza física.

Una vez más, hable siempre con el médico de su hijo si tiene alguna pregunta sobre la salud o el bienestar.

Capítulo 4: Extra, Consejos para los padres, de los padres

La relación que un niño tiene con su padre es muy única y estos son algunos consejos y trucos que los padres han compartido con nosotros:

"A mi pequeño le encanta hacer prácticas de tiro en el baño. Le preparé unas cuantas porras en el baño y le dije que las golpeara todas las veces que pudiera, ¡y ahora está apuntando muy bien! "

"A mi hija le encanta "mostrarme cómo", así que me gusta fingir que he olvidado cómo usa el orinal y me acompañará de vuelta para "mostrarme cómo" e incluso transmitirá todo el proceso! "

"Estaba preocupado por el entrenamiento de orinales y por estar lejos de casa, pero hasta ahora ha funcionado muy bien. Mi hijo está muy interesado en todos los baños públicos, así que cada vez que terminamos en una tienda o restaurante, inmediatamente "tiene que ir al baño" lo que significa que quiere ir a ver su baño. Sin embargo, está funcionando, ¡ni un solo accidente fuera de la casa!"

"No se lo digas a mamá, pero sigo usando Skittles. Para orinar en el orinal, ella tiene dos y para la caca, tiene tres. Nunca tiene un accidente cuando estoy cerca."

"Dejé que mi hija escogiera un jabón especial de espuma que sólo puede usar después de usar el baño. Es una espuma azul y púrpura brillante, así que se asegura de llegar al baño para poder usar su elegante jabón de "unicornio"."

"Dejé que mi hijo orinara en nuestro patio trasero junto al arce. Tenemos una valla de privacidad para que nadie pueda ver nada, y a él le encanta. No estoy seguro de lo que haremos en el invierno, aunque..."

¡Muchos de estos padres han creado formas juguetonas de hacer divertida la experiencia de ir al baño! Usen su imaginación para pensar en formas de hacer lo mismo con su pequeño. Encuentra maneras de hacer este proceso a la medida de ti y de tu hijo y de las cosas que más te gustan.

Conclusión

Gracias por llegar al final de "Entrenamiento de Orinales **en un Fin de Semana**": *La guía paso a paso para el entrenamiento de orinal de su pequeño en menos de 3 días. Perfecto para niños y niñas pequeños. Capítulo extra con consejos para padres descuidados incluido*, esperemos que haya sido informativo y que pueda proporcionarle todas las herramientas que necesita para alcanzar sus objetivos en el entrenamiento de orinal de su hijo.

Recuerda, el entrenamiento para ir al baño es un proceso y no un evento. El método de entrenamiento de tres días para ir al baño tiene como objetivo dar a su hijo un conocimiento básico sólido sobre cómo prestar atención e interpretar las señales de su cuerpo y usar el baño correctamente. Esto no significa que los niños no tengan accidentes en el transcurso de sus días, porque los niños se distraen fácilmente y después de la diversión del método de entrenamiento de tres días para ir al baño, ir a sentarse en el orinal no parecerá tan emocionante como cuando tenían una animadora en espera!

Continúe brindando apoyo a su hijo en su viaje de entrenamiento para ir al baño y repita el proceso tantas veces como crea necesario. Recuerde que el proceso de aprendizaje del uso del orinal requiere mucho de su hijo: es un proceso tanto cognitivo como físico. Asegúrese de decirle a su hijo todas y cada una de las noches que está haciendo un gran trabajo en el aprendizaje del uso del orinal para niños grandes y que usted está orgulloso de todo su duro trabajo. Los niños que se sienten apoyados por sus esfuerzos, incluso cuando sus esfuerzos no dan resultados perfectos, tendrán muchas más probabilidades de persistir con determinación que un niño al que se le dan las señales de que, por no haber hecho algo perfectamente, ha fracasado.

Si ha estado entrenando en el uso del baño durante un período de tiempo prolongado sin resultados, consulte con el médico de su hijo para descartar cualquier posible problema médico. Si no hay ninguno, entonces considere la posibilidad de hacer una pausa en el proceso de entrenamiento de orinales y volver a visitarlo más tarde. Mantenga a su hijo al tanto de lo que sucede con un lenguaje lo más neutral posible. Un ejemplo de guión podría sonar como, "Parece que tal vez no estás listo para empezar a usar el baño para niños grandes todavía. Lo intentaremos de nuevo en un mes, ¿de acuerdo? "No es un fracaso, sólo una parte estándar del proceso involucrado en este gran salto de desarrollo! Los niños que parecen resistentes al principio pueden necesitar un poco más de tiempo para entender y sentirse cómodos con el proceso.

Además, siempre puedes estar seguro de que todos aprenden a usar el orinal eventualmente. No enviarás a tu hijo a la universidad en pañales, ¡garantizado! Así como algunos niños caminan más tarde que otros, algunos también aprenderán a usar el baño más tarde. Llegará el día, lo creas o no, en que incluso eches de menos los días en que tu pequeño usaba pañales.

Por último, si usted encontró este libro útil de alguna manera, una reseña sobre Amazon siempre es apreciada!

Lightning Source UK Ltd.
Milton Keynes UK
UKHW021259240121
377546UK00007B/117